AF467235

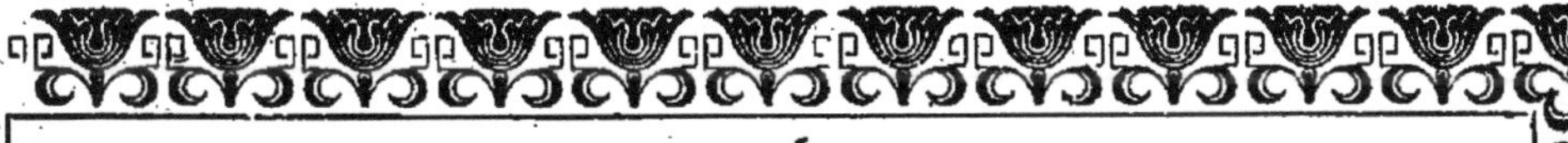

PETIT TRAITÉ PRATIQUE

DES DENTS

PAR

D. A. TAYAC, DENTISTE E. D. F.

~~PREMIÈRE PARTIE~~

5 Tableaux et 18 Figures dans le texte.

SOMMAIRE

Formation des dents de lait.
Première dentition.
Eruption et chute des dents de lait.
Deuxième dentition.
Structure des dents.
Email, ivoire, pulpe dentaire.
De la carie dentaire, de ses causes, de ses effets.
Des nouveaux instruments pour l'extraction et l'obturation des dents.
Des extractions insensibles.
Du nettoyage des dents.
Du traitement de la carie dentaire.
Des obturations, plombage, aurification, reconstitution partielle ou totale des dents.

1 fr.

PARIS
Chez l'auteur, 2, carrefour de la Croix-Rouge, 2
et chez les Libraires.

DE L'AUTEUR

es Progrès de l'Art Dentaire

vol. in-16 avec 59 fig. et 7 tabl. intercalés dans le texte.
Prix : 3 fr.

PETIT TRAITÉ PRATIQUE

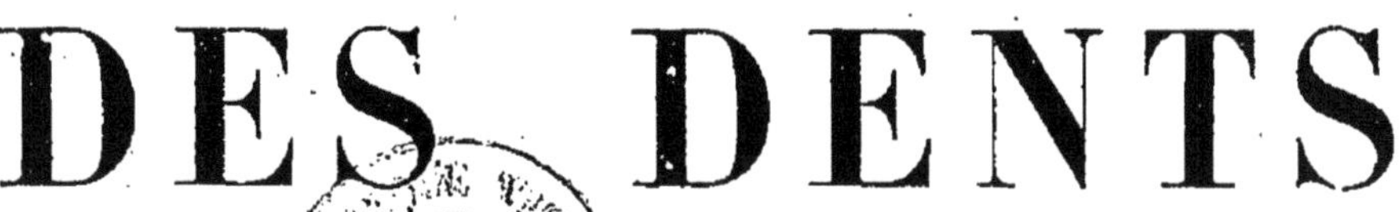

DES DENTS

PAR

D. A. TAYAC

CHIRURGIEN-DENTISTE, E. D. F.

2, CARREFOUR DE LA CROIX-ROUGE
(Saint-Germain-des-Près.)

DE 10 A 5 HEURES.

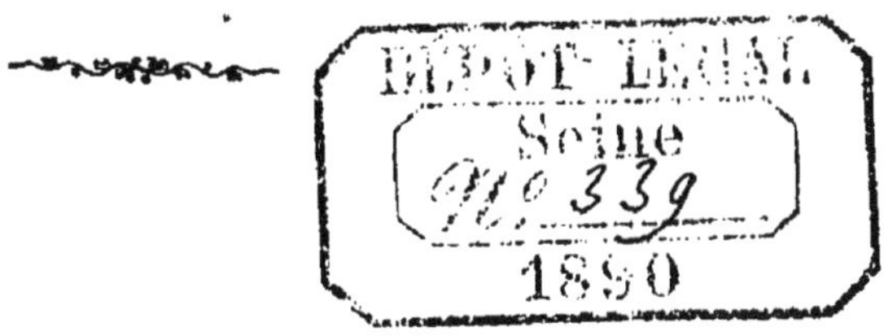

PARIS
IMPRIMERIE A. REIFF
3, RUE DU FOUR, 3

1890

AVANT-PROPOS

L'accueil aussi favorable qu'inespéré dont notre récent ouvrage : les *Progrès de l'art dentaire* vient d'être l'objet, nous impose le devoir de persévérer dans la tâche que nous avons entreprise, en offrant à nos nouveaux lecteurs cette nouvelle publication traitant de la même spécialité et destinée à être propagée dans les familles, dans le but de vulgariser les connaissances incontestablement utiles, mais souvent méconnues, relatives à l'art dentaire, et de mettre à la portée de tous les résultats que l'on peut espérer des progrès accomplis, au point de vue pratique, dans notre profession.

Ce petit traité des dents que nous avons tenu à écrire aussi clair et aussi bref que possible, ést divisé en deux parties. La première partie comprend tout d'abord un aperçu sur la formation et l'évolution des dents de la première enfance, et successivement le développement de la deuxième dentition; Enfin, l'abrégé historique des dents humaines, y compris leur altération, les divers procédés de traitements, et les obturations.

Dans la deuxième partie nous traitons spécialement de la prothèse dentaire, des services que rendent les dents artificielles dont l'usage est reconnu aujourd'hui comme un précieux auxiliaire de la santé, et de la beauté, autant en redonnant à la physionomie et à la parole leur caractère normal qu'en facilitant la mastication des aliments et la digestion.

Ainsi qu'une courte notice sur l'hygiène dentaire, avec descriptions sur les précautions à prendre pour conserver les dents et les muqueuses de la bouche en bon état, de l'usage des dents dentifrices et des brosses à dents.

D. A. TAYAC.

PREMIÈRE PARTIE

CHAPITRE I

Formation des dents. — Première dentition.

(Dents de lait)

Vers le deuxième mois de la vie intra-utérine, commencent à apparaître les germes primitifs des dents de lait. Ces rudiments sont formés par des bourgeons épithéliaux qui constituent d'abord l'organe de l'émail.

A cette époque et jusqu'au quatrième mois, les bourgeons dentaires sont encore en continuité avec les tissus embryonnaires qui devront former plus tard les os maxillaires; peu après, les follicules dentaires prennent corps et s'isolent en même temps que les cavités alvéolaires se produisent autour de leurs parois externes.

Après le sixième mois l'ascension des dents de lait

commence et s'accentue progressivement à leur développement, jusqu'à leur émergence hors des gencives qui a lieu simultanément avec leur complète formation, soit environ six mois après la naissance et qui se termine régulièrement vers l'âge de trente mois à trois ans.

Après cette longue période de formation et d'évolution, les dents de lait restent stables pendant trois ans et demi, ce qui porte l'âge de l'enfant à six ans et demi, époque à laquelle leur chute commence, ainsi que leur remplacement par la deuxième dentition (dont les germes s'observent aussi dans la vie fœtale), et qui n'ont cessé de se développer dans les maxillaires, sous les dents de lait, avec lesquelles elles sont en contact, et qu'elles usent et ébranlent par leur mouvement ascensionnel jusqu'à ce qu'elles les aient remplacées.

Exceptionnellement les enfants font leur apparition dans le monde déjà pourvus d'une ou de plusieurs dents de ait, Ces cas, quoique rares, s'observent cependant, et le plus généralement sur des incisives centrales inférieures.

Louis XIV, par exemple, possédait une incisive inférieure au moment de sa naissance, cette évolution si précoce d'une dent hors de la mâchoire du jeune prince, fût attribuée par quelques écrivains de l'époque, à un privilège de la providence, et lié à la destinée du futur souverain.

A part quelques cas de précocité, ou d'éruption tardivement exceptionnelles, les dents de lait ne commencent à faire leur apparition hors des gencives que vers le sixième mois après la naissance.

La première dentition comprend invariablement vingt dents dont dix à chaque mâchoire et réparties suivant le tableau ci-dessous.

Première dentition.

Incisives centrales................	2	10 + 10 = 20 pour les deux mâchoires.
Incisives latérales................	2	
Canines..........................	2	
Molaires..........................	4	

Ordre ordinaire de sortie des dents de lait :

Les 2 incisives centrales inférieures.........	de 5 à 7 mois.
— 2 — — supérieures........	de 7 à 8 mois.
Les 4 incisives latérales haut et bas.........	de 8 à 9 mois.
— 4 canines haut et bas.....................	de 15 à 18 mois.
— 4 premières molaires, haut et bas........	de 20 à 24 mois.
— 4 deuxièmes molaires, haut et bas........	de 26 à 32 mois.

Chute des dents de lait.

La chute des premières dents de lait commence ordinairement vers l'âge de six ans et demi chez les fillettes et sept ans chez les garçons.

Elles tombent par groupe de deux presque simultanément et dans le même ordre qu'elles ont poussé. Les deux incisives centrales inférieures tombent les premières. Les deux incisives centrales supérieures tombent environ trois mois après. Les incisives latérales du bas tombent ensuite ;

puis ce sont les incisives latérales supérieures, les canines et les molaires.

La chute et l'évolution des dents de la mâchoire inférieure sont en avance sur celles de la mâchoire supérieure, c'est-à-dire que chaque groupe de deux dents de la mâchoire inférieure précède de quelques jours et parfois même de quelques mois le groupe correspondant de la mâchoire supérieure.

Deuxième dentition.

La deuxième dentition comprend douze dents de plus que la première; elle en fournit donc trente-deux, soit seize pour chaque mâchoire. Ces douze dents nouvelles sont les huit prémolaires, dont quatre inférieures et quatre supérieures, et les quatre dents de sagesse, dont deux supérieures et deux inférieures. Les incisives et les canines sont de nombre égal à la première dentition, mais d'un volume plus considérable.

Les incisives centrales supérieures sont le double plus larges que leurs congénères inférieures; les incisives latérales et les canines, un tiers.

Deuxième dentition.

Incisives centrales	2	16 + 16 = 32 pour les deux machoires.
Incisives latérales	2	
Canines	2	
Prémolaires	4	
Grosses molaires	4	
Dents de sagesse	2	

Le tableau ci-dessous indique par groupe de deux les époques déruption des trente-deux dents permanentes.

Les 4 premières grosses molaires, haut et bas,	de 5 à 6 ans 1/2.
Les 2 incisives centrales inférieures.	de 7 à 7 ans 1/2.
2 incisives centrales supérieures	de 7 à 8 ans.
2 incisives latérales inférieures	de 8 à 8 ans 1/2.
2 incisivos latérales supérieures..	de 8 à 9 ans.
4 premières prémolaires, haut et bas. . .	de 9 à 10 ans.
4 deuxièmes — — —	de 10 à 11 ans.
4 canines haut et bas.	de 11 à 12 ans.
4 grosses molaires, haut et bas	de 12 à 13 ans.
4 dernières grosses molaires (dents de sagesse), haut et bas.	de 17 à 23 ans.

Ainsi qu'on le voit par le tableau qui précède les quatre premières dents permanentes sont les quatre grosses molaires pui poussent en arrière des molaires de lait, vers l'âge de six ans et demi et avant qu'aucune dent de la première dentition soient tombées; c'est donc à tort qu'on prend souvent ces quatre dents pour les dents de lait.

Vers l'âge de quatorze ans la dentition adulte est généralement complète ; il faut en excepter cependant les quatre dernières molaires, dites dents de sagesse, qui opèrent leur sortie à partir de l'âge de dix-sept ans et qui complètent le nombre des trente-deux dents permanentes et constitue l'appareil dentaire complet de la deuxième dentition des deux maxillaires.

Chaque dent possède cinq faces principales à sa couronne, dont deux latérales, une buccale, une jugale et la face supérieure de la couronne recouverte par la couche d'émail.

Structure de l'émail.

L'émail est le corps le plus dur de toutes les productions osseuses ; les dents sont les seuls organes qui en soient revêtus. Il est de couleur opaline et translucide; il est réuni par prismes microscopiques adhérant latéralement les uns contres les autres et s'étendant sur la surface des dents dont il recouvre entièrement la couronne qu'il embellit et protège contre la carie et contre l'usure.

La densité de l'émail ainsi que la disposition sillonnée et tuberculeuse de la couronne des dents constituent l'engrenage solide et parfait pour triturer les aliments. Sa résistance à l'usure dépend de son épaisseur et de sa densité. Malgré sa durté extrême, il est très friable et susceptible de se désagréger rapidement au contact des liquides acides et des ferments interdentaires.

Ivoire et Cément.

Au-dessous de l'émail se trouve la dentine (ou ivoire) qui forme la masse interne de la dent.

Les dents ont une dépression à la terminaison de l'émail vers les racines. Cette dépression est recouverte par la gencive et s'appelle le *collet*.

Le collet des dents ainsi que les racines sont revêtus par le *cément*. Le cément est la substance dentaire qui présente le plus d'analogie avec les os, comme ces derniers il est recouvert par un périoste qui y adhère ainsi qu'aux cloisons alvéolaires, et se continue avec le bord extrême de la gencive.

Pulpe dentaire.

L'intérieur de chaque dent est à peu près tubulaire. Ce vide s'agrandit vers la couronne, et en prend la forme en creux. Cette cavité interne de la couronne est occupée par une membrane vasculaire que l'on nomme *pulpe dentaire.*

La pulpe se termine par autant de prolongements que la dent a de racines.

Ces prolongements portent le nom de *nerfs dentaires.* La pulpe est l'organe essentiel qui anime la dent.

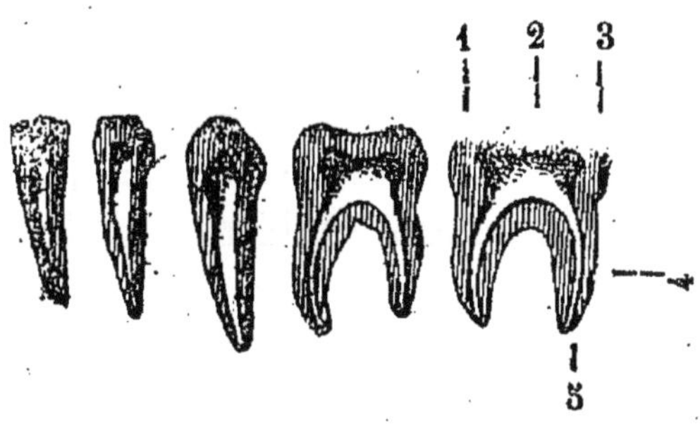

Fig. 1. — Coupe verticale médiane de cinq dents montrant la pulpe dentaire et ses prolongements (nerfs).

Numéros 1. — Email.
— 2. — Pulpe.
— 3. — Ivoire
— 4. — Périoste.
— 5. — Nerfs.

Etant donnés ses principaux éléments vitaux, la pulpe par son organisme même, est sujette à un grand nombre d'altérations qui lui sont propres ou bien transmises par les filets nerveux ou les vaisseaux sanguins partant de l'intérieur.

Il en résulte donc que toute altération des dents se fait sentir tôt ou tard sur la pulpe dentaire avec des symptômes névralgiques locaux, et d'inflammations périostiques, qui deviennent chroniques après la désorganisation de cette membrane. Lorsque par suite de carie ou d'autres causes, la pulpe se trouve congestionnée, la dent devient extrêmement douloureuse, et provoque ce que l'on nomme communément, des rages de dents.

CHAPITRE II

De la carie dentaire.

La carie dentaire est si fréquente qu'elle est devenue pour ainsi dire, l'affection endémique de la race humaine, car on peut en effet observer des dents cariées chez la plupart des individus.

Que la carie soit précoce, ou tardive, elle finit généralement par envahir une ou plusieurs dents, et a n'importe quel âge, souvant les dents de lait en sont la proie, les dents permanentes en sont aussi parfois atteintes pendant l'adolescence, enfin, soit à l'âge adulte, soit à l'âge moyen, il est fort rare que tòt ou tard elle ne ravage quelques dents.

Aussi ne parlerons-nous pas en oracle en disant qu'il est assez rare de les posséder toutes intactes passé la trentième année. La carie des dents, comme la carie des os, est due à l'altération des tissus cellulaires. Sur les dents cette altération consiste dans la destruction lente au accélérée mais continue, de l'émail et de l'ivoire. Les éléments qui constituent la dent se décomposent, les tissus organiques se séparent et se ramoliissent jusqu'à désorganisation complète de la dent. Parfois la carie s'étend sur l'émail qu'elle détruit superficiellement, mais plus régulièrement elle produit une excavation plus ou moins profonde dans l'ivoire vers le centre de la dent.

Les dents permanentes qui sont les premières atteintes de carie sont généralement les quatre grosses molaires qui poussent vers l'âge de sept ans.

Des divers degrés de carie des dents.

La première période de la carie des dents, est caractérisée par une petite tache blanc jaunâtre ou brune ; elle est de la première couleur si elle se trouve sur une molaire, et brune si elle a lieu sur une incisive.

A cette première période de carie, les dents qui en sont atteintes ne font encore éprouver que quelques légères sensibilités intermittentes.

A la deuxième période la sensibilité de la dent est augmentée, et la carie présente une cavité plus étendue dans la dentine (corps de la dent), on peut alors remarquer une assez grande tache bleue qui recouvre la partie cariée ; puis le tubercule d'émail qui masquait la carie éclate sous les efforts de la mastication. C'est alors seulement que la plupart du temps on songe à recourir au dentiste. Car la sensibilité de la dent augmente rapidement et prend bientôt le caractère de douleur aigüe.

La troisième période est beaucoup plus compliquée. Par une négligence blâmable, on a laissé la dent se desagréger à tel point que les ravages de la carie ont pénétré jusqu'à la pulpe.

Alors, et surtout, si le point gâté se trouve vers le centre de la dent, la mastication devient complétement impossible, car la pulpe, ne se trouvant plus protégée par une couche suffisante de dentine, les aliments qui s'introduisent dans la cavité, y sont pressés par les dents antagonistes et déterminent des douleurs insupportables.

Une autre complication survient aussi très souvent pendant cette période de carie. Ce sont les pulpites et les abcès pulpaires qui se trouvant enfermés dans la cavité de la dent, ne peuvent trouver une issue et provoquent, surtout pendant leur formation, des élancements et les douleurs les plus intenses qui sont encore exaspérées pendant le repos de la nuit.

La quatrième période de carie n'est autre qu'une complication de la période précédente. C'est-à-dire que le patient a supporté avec beaucoup de résignation, et surtout avec la crainte exagérée du dentiste, toutes les phases de la douleur que sa dent lui a fait éprouver et, peu à peu, celle-ci s'est désagrégée à tel point qu'elle est la plupart du temps réduite à l'état de séquestre ;

Les maux de dents de cette nature sont les suites de la mortification de la dent. L'inflammation de la gencive, et une pression douloureuse sur les rameaux nerveux du voisinage en sont aussi les conséquences.

Fluxions

Les fluxions proviennent aussi de la désorganisation d'une ou plusieurs dents elles donnent suite à des abcès et des fistules dentaires, des plus rebelles.

Nombre fluxions, d'abcès dentaires, ainsi que quelques névralgies faciales, que l'on regarde comme périodiques ou fugitives sont le plus souvent, causées par le mauvais état d'une ou plusieurs dents ou bien par la présence de chicots dans les alvéoles, jouant le rôle de séquestre inflammatoires tuméfiant les gencives et entretenant des fistules dentaires gingivales ou cutanées. Règle générale, ces douleurs névralgiques prennent fin aussitôt après la suppression dés séquestres sous-muqueux qui entretiennent la suppuration.

Causés de la carie dentaire.

Comme causes générales, prédisposantes de la carie dentaire, quelques auteurs ont signalé d'abord l'alimentation actuelle des peuples de la civilisation moderne, le croisement des races, les mauvaises conditions d'existence, certaines boissons locales, le climat de certaines contrées, l'anémie, etc.

A part quelques causes physiques et l'influence de certaines maladies produisant l'altération des dents, nous en citerons quelques-unes de particulières, telles que la période de gestation, l'allaitement, l'insuffisance des soins, les boissons acidulées, l'abus des fruits verts, des bonbon fondants, des caramels, du chocolat sec, et tout usage exagéré de friandises oud'aliments sucrés.

Certaines professions sont aussi préjudiciables à la santé des dents et des gencives, par exemple, celles qui obligent à toucher continuellement du plomb, du cuivre, ou à séjourner dans une atmosphère phosphorique, ou contenant une certaine quantité de poussière e sucre.

Ajoutons à cette courte énumération, les transitions brusques du chaud au froid, dans la bouche, et *vice versâ*, tels que bouillon pris trop chaud, glaces ou sorbets pris après le repas, enfin l'habitude qu'ont les confiseurs de faire craquer entre leurs dents le sucre à l'état d'ébulition, pour s'assurer s'il est assez durci.

Traitement de la carie dentaire.

Le traitement de la carie des dents entrepris à propos, ne présente pas la difficulté que beaucoup de personnes supposent. Les caries superficielles peuvent être traitées séance tenante avec plus de chance de succès que si l'on prolongeait le traitement; Les caries un peu plus étendues en profondeur nécessitent parfois un ou deux pansements avant de les obturer pour permettre d'enlever sans douleur, et convenablement, la surface de dentine et d'émail que la carie a détériorés, après quoi, il suffit généralement d'un deuxième pansement antiseptique maintenu sans humidité, pour pouvoir peu de jours après, obturer la dent définitivement par une substance solide, imperméable, et non rétractile, de l'or principalement.

Ce n'est que lorsque la carie a pénétré jusqu'à la pulpe, que le traitement devient plus compliqué ; en effet, il faut dans ce cas, ou bien isoler la pulpe par une coiffe d'or fin ou de gutta-percha antiseptique, ou bien l'exciser et traiter les caneaux radiculaires des racines avant de les obturer définitivement.

Malheureusement, il est encore assez rare que l'on songe à consulter un dentiste avant que les dents cariées n'aient fait éprouver des douleurs aiguës, (*rage de dents*) qui précèdent l'inflammation alvéolo-dentaire, et qui sous l'influence du plus léger refroidissement, provoquent des fluxions et des abcès dentaires, puis l'affection passe à l'état chronique, et tout traitement n'est plus que palliatif.

L'ancien procédé de traiter les dents cariées consistait surtout à prolonger indéfiniment les pansements humides qui, du reste n'avaient, la plupart du temps, rien à cautériser, mais détruisaient toujours une nouvelle couche de dentine en entretenant la carie, dont le résultat était la perte à peu près certaine de la dent.

La cautérisation n'est absolument nécessaire que dans les cas d'extrême sensibilité de la dentine dans les caries du deuxième degré, où lorsque la pulpe se trouve exposée au contact de l'air et des aliments. Alors un ou deux pansements bien appliqués et à courts intervalles sont ordinairements suffisants pour produire l'insensibilité de la dentine ou de la pulpe, et en permettre l'excision; après quoi la cavité doit être privée de la moindre humidite, afin d'éviter l'extension de la carie au centre de la dent.

CHAPITRE III

De l'extraction des dents.

L'opération de l'extraction des dents a été de tout temps la première étape du dentiste, et dans les temps plus reculés son unique savoir ou à peu près.

Aujourd'hui encore, c'est par l'extraction des dents de lait qu'on commence souvent à familiariser un élève avec les instruments, mais là ne doit pas se borner son talent pour acquérir dignement le titre de dentiste !

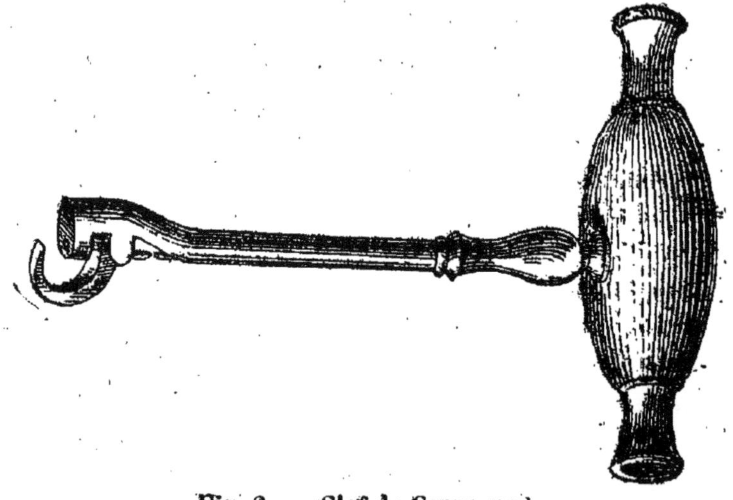

Fig. 2. — Clef de Garengeot avec son crochet pour l'extraction des grosses molaires.

L'extraction des dents à l'aide de la clef (clef de Garengeot) est généralement une opération facile, mais parfois dangereuse. Car la pression qu'il faut exercer avec le panneton pour exécuter le mouvement de levier qui doit renverser la dent et la sortir de ses alvéoles, produit sur les gencives une mâchure considérable, et parfois même des déchirures plus ou moins étendues, des fractures du bord alvéolaire, des hémorragies consécutives, etc.

L'usage de cet instrument trop barbare, n'est du reste pas si nécessaire aujourd'hui qu'il l'était il y a encore une vingtaine d'années, alors que, persuadés qu'on ne pouvait les guérir, beaucoup de personnes se faisaient extraire des dents à la moindre atteinte de douleurs.

Aussi la clef doit-elle être complètement laissé de côté par les praticiens sérieux, en s'appliquant surtout à conserver les dents plutôt qu'à les extraire.

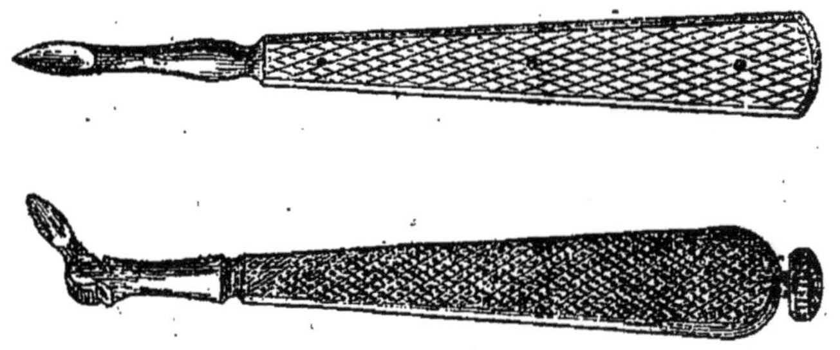

Fig. 3. — Elévateurs pour l'extraction des racines. haut et bas.

L'extraction, en effet, n'est guère indispensable que pour les dents irrémédiablement perdues ou les chicots ; elle est effectuée alors non pas au moyen de la clef qui serait peu commode dans ces cas, mais avec des daviers des meilleurs modèles et des élévateurs.

Car avec la meilleure des clefs, on ne pourrait fair cette opération avec autant de sûreté qu'avec ces instruments tout à fait spéciaux.

Lorsque l'on compare le genre des nouveaux daviers

leur forme commode, ainsi que leurs mors exacts à la forme des dents, aux daviers anciens modèles à mors de tenailles ou de pinces ordinaires, on se demande comment il était possible d'extraire des dents avec des outils ainsi compris.

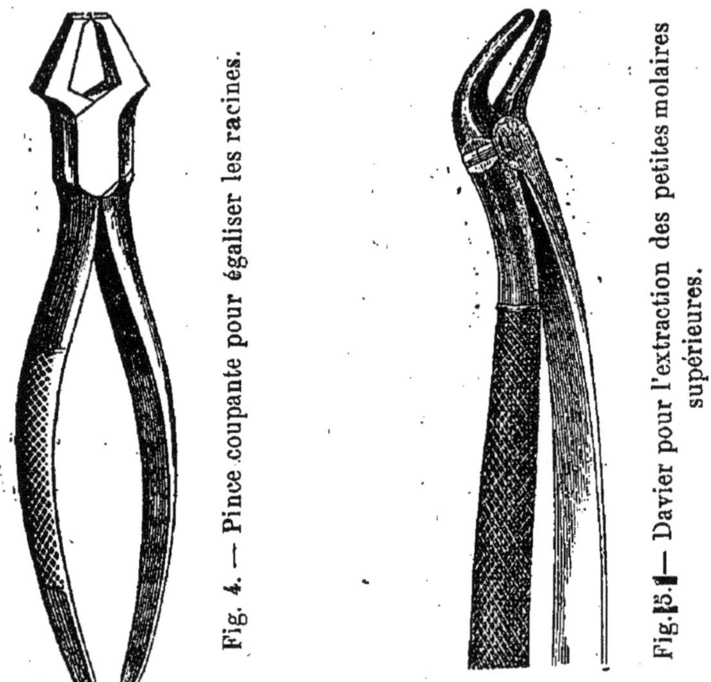

Fig. 4. — Pince coupante pour égaliser les racines.

Fig. 5. — Davier pour l'extraction des petites molaires supérieures.

Quoique l'extraction aux daviers exige plus d'adresse ainsi que des connaissances plus étendues entre les rapports anatomiques des dents avec les maxillaires, on n'a pas à craindre d'autre part bien des inconvénients, tels que l'extraction de deux dents au lieu d'une, et même des fractures du maxillaire inférieur, qui peuvent résulter d'un mouvement maladroit ou trop vif de la clef.

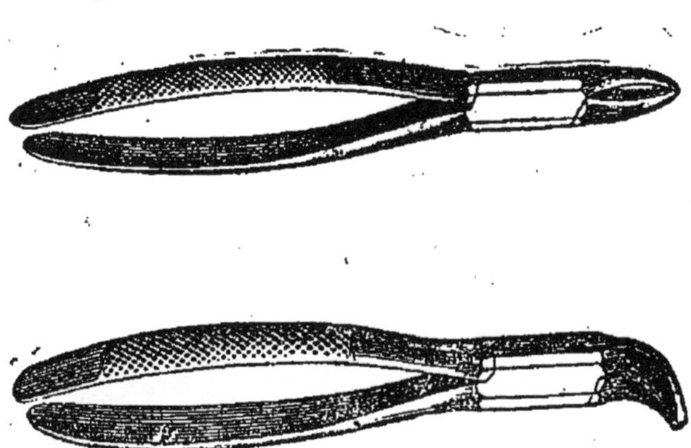

Fig. 6. — Daviers du haut et du bas pour l'extraction des dents de lait

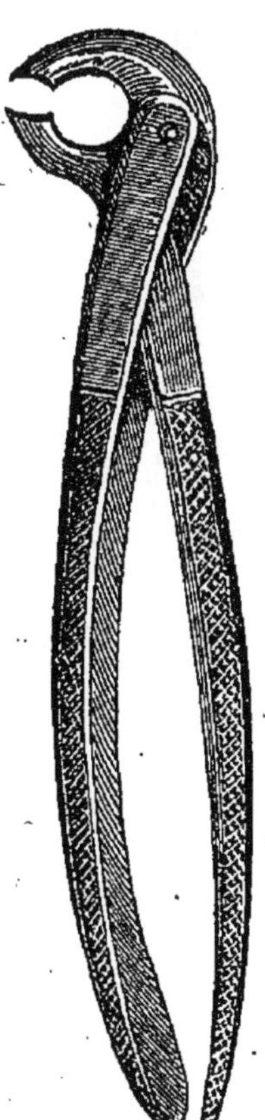

Fig. 7. — Davier courbe pour l'extraction des grosses molaires inférieures.

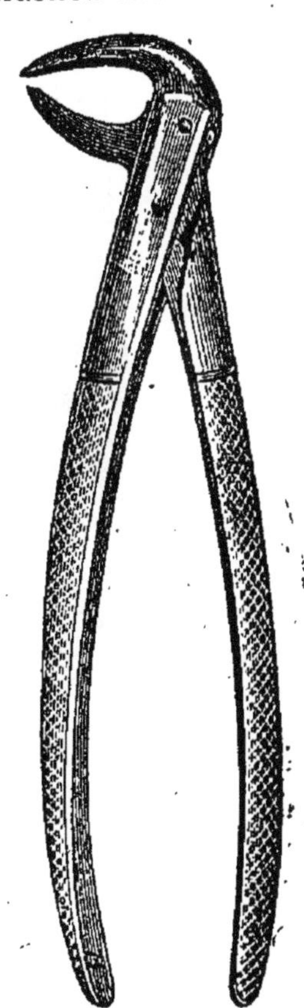

Fig. 8 — Davier courbe pour canines et petites molaires inférieures.

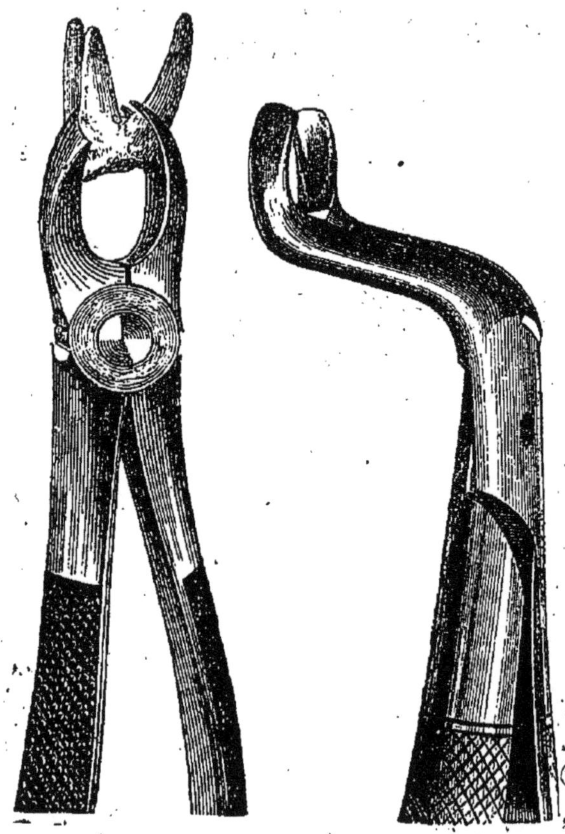

Fig. 9. — Daviers à branche fourchue pour l'extraction des grosses molaires du haut découronnées.

Fig. 10. — Davier forme baïonnette, pour l'extraction des dents de sagesse du haut

CHAPITRE IV

De la suppression de la douleur dans l'extraction des dents.

Des divers procédés d'anesthésie générale employés pour supprimer la douleur que produit l'extraction des dents. Le protoxyde d'azote est encore administré dans ce but avec succès et grossit tous les jours le nombre déjà considérable de ses services rendus.

Malgré cela, disons que depuis trois ans il se produit un courant contre toute anesthésie générale pour les opérations dentaires en faveur des anesthésies locales, c'est-à-dire n'insensibilisant que la partie où est située la dent à extraire : On comprend d'ailleurs aisément que lorsqu'il ne s'agit que d'une mauvaise dent ou de quelques chicots à enlever, point n'est besoin en effet de se soumettre à l'action du protoxyde d'azote.

L'extrait des feuilles de coca donne des résultats satisfaisants pour les anesthésies locales de courte durée et les opérations dentaires.

Tous les Indiens connaissent les propriétés des feuilles de cet arbrisseau qui croît dans l'Inde et dans diverses contrées du Pérou Dans ces pays, les indigènes, les mineurs, les voyageurs, lorsque leurs provisions alimentaires sont épuisées, mâchent des feuilles de coca ; ce qui leur permet d'attendre, sans trop de tiraillements d'estomac, un repas plus substantiel. C'est des feuilles de cet abrisseau qu'on extrait la cocaïne, employée pour l'anesthésie locale et l'extraction des dents.

Grâce aux succès que nous obtenons journellement par l'application des solutions des diverses substances anesthésiques que nous employons couramment pour la suppression de la douleur, nos clients, dont la santé ou le tempérament ne permettent pas d'administrer le protoxyde d'azote, ne redoutent plus l'avulsion des mauvaises dents. Aussi pouvons nous dire que le problème de l'abolition de la sensibilité par l'anesthésie locale et inoffensive peut en quelque sorte être considéré désormais comme résolu pour les opérations dentaires.

Par les anesthésiques locaux on n'insensibilise que la partie où est située la dent à opérer, sans sommeil.

Ces opérations ont lieu tous les jours en notre cabinet, de dix heures à cinq heures, dimanches et fêtes exceptés.

Les anesthésies générales dans l'après-midi, de trois à quatre heures.

CHAPITRE V

Du déchaussement des dents.

Le déchaussement des dents est généralement provoqué par l'accumulation du tartre, on l'observe chez des personnes peu soigneuses de leur bouche.

Suivant la quantité de substances calcaires tenues en suspension dans la salive, le tartre se produit plus ou moins abondamment; il en résulte que chez certaines personnes il ne s'accumule que très lentement, tandis que chez d'autres il s'en produit en si grande quantité dans l'espace de quelques mois, que les dents, les inférieures surtout, en sont entièrement recouvertes.

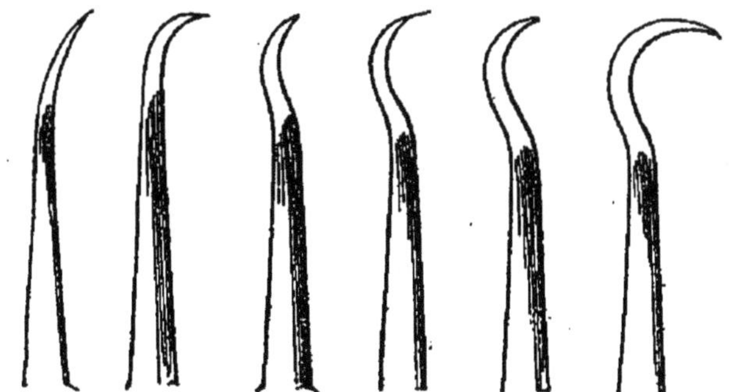

Fig. 11. — Nouveaux modèles d'instruments servant à enlever] le tartre.

Pour remédier à ce genre de déchaussement prématuré des dents, le traitement rationnel consiste dans le nettoyage des dents, l'enlèvement du tartre et l'application de collutoires antiseptiques astringents. Par ce moyen les gencives reprennent leur aspect normal que la présence du tartre leur avait fait perdre, et les dents se reconsolident en très peu de temps.

Les personnes chez lesquelles le tartre se produit très abondamment devraient faire examiner leur bouche par un dentiste au moins deux fois par an.

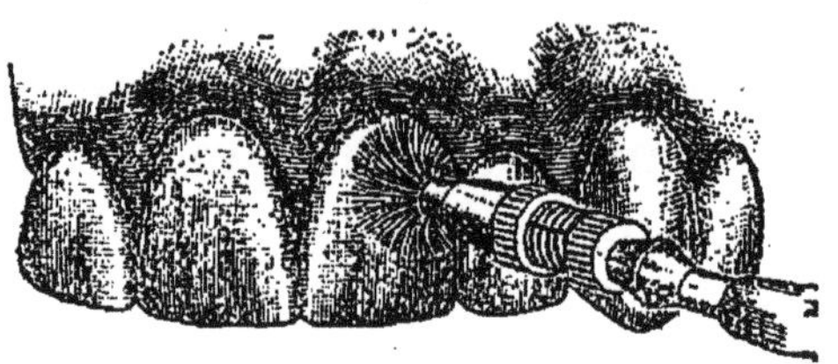

Fig. 12. — Brosse circulaire servant à nettoyer les dents et à polir l'émail

Lorsque par suite de négligence trop prolongée la présence du tartre a fortement ébranlé quelques dents, on a recours pour les consolider à un grand nombre de procédés ; on se sert par exemple de ligatures au moyen de cordonnet, de crin d'Espagne amolli dans l'eau chaude, de fils d'or, d'argent, de platine, etc.

Ce procédé très primitif d'attacher quelques dents ébranlées contre d'autres qui ne le sont pas ou qui le sont moins donne rarement de bons résultats, mais ébranle aussi celles qui servent de soutien aux ligatures.

Pour assujettir les dents déchaussées, nous combinons généralement de petites galeries ou tuteurs invisibles qui les maintiennent exactement en leur place et leur assujettissement s'opère ainsi en peu de temps. Ces tuteurs sont combinés d'après la forme exacte des dents, et fabriqués avec l'or, le platine, ou l'un des deux combiné à la vulcanite.

CHAPITRE VI

De l'Obturation des dents.

L'obturation des dents, vulgairement appelée plombage, consiste à boucher hermétiquement la cavité produite par la carie.

Malgré la simplicité relative de quelques-unes, cette opération réclame généralement un soin tout particulier au point de vue du résultat à obtenir, car les obturations mal comprises ou faites mal à propos sont aussi funestes aux dents que l'absence d'obturations.

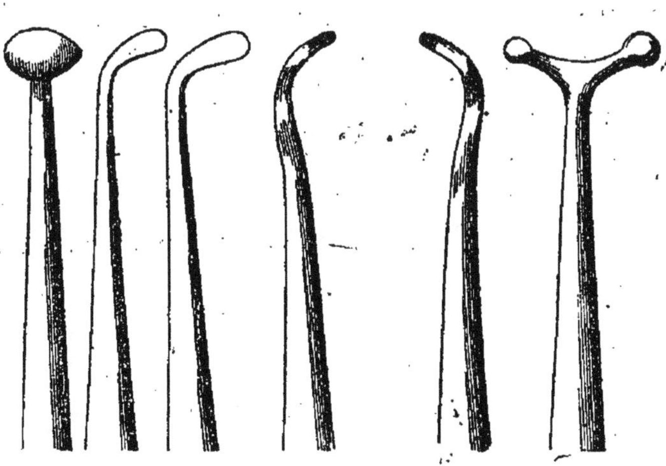

Fig. 13. — Fouloirs servant à plomber les dents.

Les différentes substances employées pour pratiquer cette opération, sont : l'argent, le sulivan, le platine, l'étain en feuilles, les limailles de plusieurs métaux amalgamés, la gutta-percha, le ciment dentaire, l'or précipité ou cristallisé, l'or en éponge, l'or en feuilles, préparé soit en forme de cylindres ou d'étoiles, ou en une foule d'autres façons, suivant le cas où on doit l'employer.

Toutes ces substances sont préparées spécialement à l'usage des dentistes. Elles ne servent que pour les obturations définitives après traitement préalable de la carie et de la cavité. Elles ont pour but de faire cesser les douleurs, d'en prévenir les récidives et de rendre à l'organe malade sa forme, sa solidité et ses fonctions naturelles.

Aurifications.

Parmi les substances que nous venons d'indiquer, et les meilleures que l'on emploi pour les obturations dentaires, l'or est surtout remarquable par sa supériorité. Les obturations pratiquées avec ce métal précieux sont dénommées aurifications. Vu leur résistance à la mastication, nous pratiquons couramment les aurifications sur les dents molaires qui fonctionnent ensuite comme si elles n'avaient jamais été gâtées.

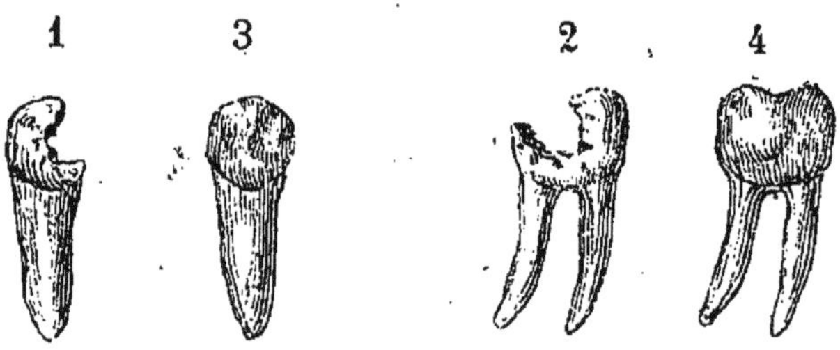

Fig. 14. — 1 et 2, petite et grosse molaire cariées ; 3 et 4, les deux dents restaurées par l'aurification.

Lorsque l'or peut ne pas être visible, elles sont aussi très appréciables (surtout par leur solidité, comparées aux autres obturations) pour les dents antérieures, tout au moins pour les caries latérales ou internes, c'est-à-dire lorsque l'or peut être suffisamment dissimulé pour ne pas attirer l'attention.

Pour qu'une aurification puisse rendre les services espérés, il faut qu'elle garantisse l'intérieure de la dent de la moindre humidité. Si l'on considère la durée d'une aurification bien faite, la couleur normale qu'elle redonne à la dent, la propreté de l'obturation, ainsi que ses qualités préventives contre la continuation de la carie, on n'est pas longtemps à reconnaître que l'or est bien le métal qui convient la mieux pour la plupart des obturations dentaires.

Ce n'est qu'avec le plus grand soin et autant de patience que l'on peut pratiquer les obturations avec de l'or. Les meilleures aurifications les plus inusables et les plus promptement faites sont celles pratiquées avec de l'or cohésif.

Cet or est plus recuit que l'or dit adhésif et par conséquent beaucoup plus malléable, nous pouvons le fouler avec précision contre tous les bords de la carie, et obtenons une cohésion parfaite. Par ce moyen nous avons toujours des aurifications durables, lisses et unis à leur surface empêchant la salive de pénétrer par les parois de la carie et assurant le fonctionnement parfait des dents dans la mastication.

Reconstitution des dents.

Un autre genre d'obturation désigné sous le nom de reconstitution partielle ou totale de la dent, a quelques rapports avec l'aurification.

Nous pratiquons la reconstitution des parties de dents manquant par des morceaux de corail blanc ou d'émail ; les bords détruits de la dent sont ainsi rétablis, exacts comme forme et comme nuance.

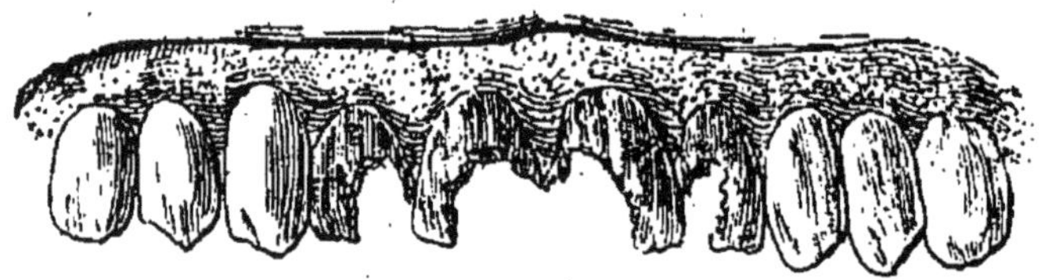

Fig. 15. — Maxillaire supérieur montrant les huit dents antérieures dont les quatre médianes sont en partie détruites par la carie.

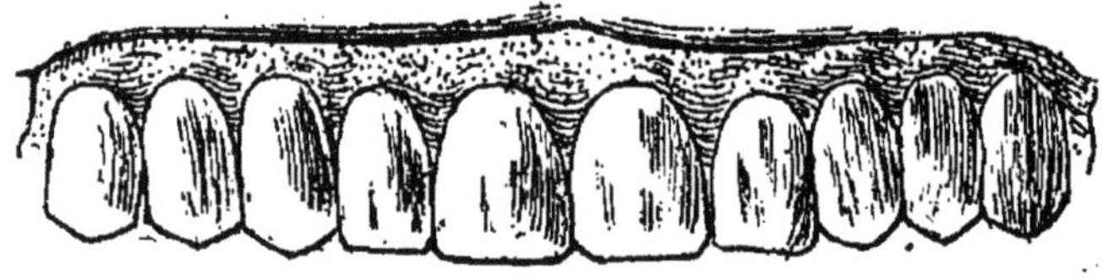

Fig. 16. — La même bouche avec les quatre médianes restaurées par des blocs d'émail.

Dans le cas ou une dent est dépourvue de sa couronne et qu'il n'existe plus que le collet et les racines, nous y substituons une couronne nouvelle qui facilite les rapports avec les autres dents et aident les fonctions de la mastications. Ces opérations délicates sont désignées aussi, sous le nom de *greffe prothésique*.

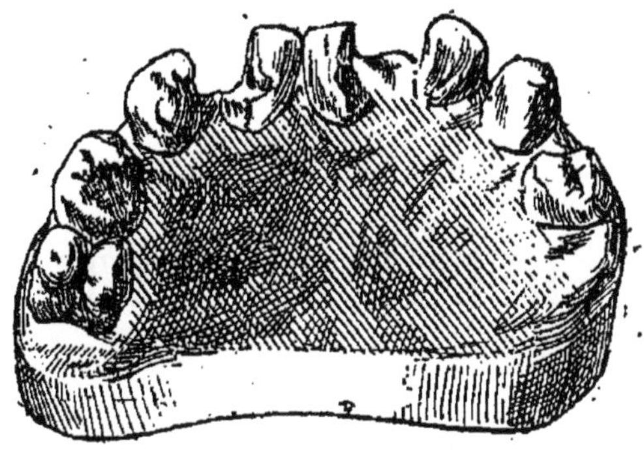

Fig. 17. — Modèle supérieure. La moitié latérale des deux incicives médianes complètement détruite par la carie.

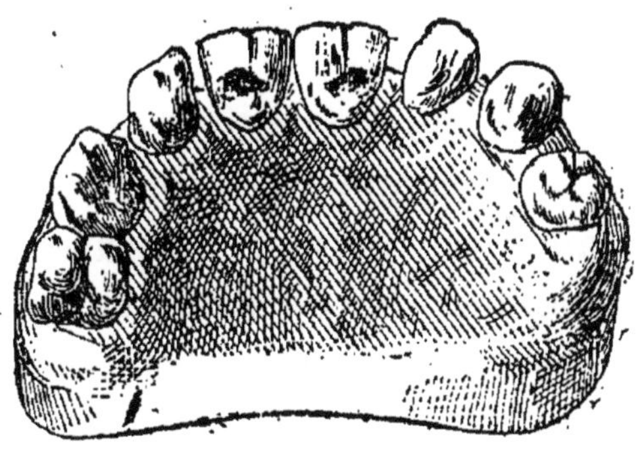

Fig. 18. — La même bouche, les deux moitiés de dents ajustées et fixées en place.

DEUXIÈME PARTIE

CHAPITRE VII.

De l'irrégularité des dents permanentes et de leur redressement.

Les dents de lait ne présentent qu'exceptionnellement d'irrégularités, soit comme nombre, comme forme ou dispositions, mais c'est tout le contraire qui a lieu pour les dents permanentes. Car ce n'est aussi que par exception que les trente-deux dents qui composent la deuxième dentition occupent exactement leur place.

Sauf les causes d'hérédité et les dispositions anatomiques des maxillaires, nous dirons que l'irrégularité des dents de la deuxième dentition est très souvent la conséquence d'extractions prématurées, ou trop tardive des dents de lait.

Les parents n'apprécient généralement pas assez l'utilité des dents enfantines, car sous prétexte de caducité et qu'elles doivent être remplacées, l'extraction leur paraît commandée à la moindre atteinte de douleur. Tandis que le plus souvent c'est leur conservation qu'il faudrait assurer, en les préservant, non pas par des aurifications ce qui serait complètement inutile, mais par des abturations spéciales, promptement faites et suffissantes pour les protéger jusqu'à ce qu'elles soient ébranlées par les permanentes. Aussi pour guider l'éruption et les fonctions de la première dentition est-il indispensable d'examiner attentivement le développement des maxillaires, leur conformation héréditaire ainsi que la santé et la précocité de l'enfant avant de se prononcer pour l'extraction ou la conservation de telle ou telle dent. Car la suppression inutile des dents de lait diminue d'abord la facilité de la mastication, de la digestion, et plus tard l'arrangement symétrque de la deuxième dentition.

Du redressement des dents.

Lorsque ces conséquences n'ont pas été prévúes et que quelques dents se trouvent déviées, nous obtenons facilement leur redressement au moyen de petits appareils construits spécialement.

Notre procédé de redressement, basé sur des appareils en vulcanite que nous pratiquons couramment, est bien préférable aux redressements par ligatures. Le système de redressement des dents au moyen de ligatures en cordonnet de soie ou autres fils, en outre du dérangement qu'ils occasionnent aux parents pour conduire l'enfant tous les jours chez le dentiste pour faire changer les ligatures, présentent un autre inconvénient : en effet, soit que les enfants s'amusent de ces ligatures ou qu'elles se déplacent en mangeant, toujours est-il que le résultat devient très long et quelquefois négatif.

Si les fils ne sont pas changés tous les jours, ils se détendent, glissent sur les dents jusque sous les gencives et compromettent ainsi la solidité des dents bien placées et qui leur servent de point d'appui.

Malgré le nombre considérable de combinaisons d'appareils permettant d'obtenir promptement la régularisation des dents. L'habitude n'a pas encore complètement disparu de les construire en ivoire d'éléphant ou d'hippopotame pour être placés sur la mâchoire supérieure. Pourtant les appareils en ivoire ne peuvent donner les résultats que l'on peut obtenir par des appareils construits en vulcanite. En effet, lorsque ceux-ci sont bien compris et faits sur un modèle juste, ils sont d'une exactitude irréprochable à la forme de la bouche et des dents et, par conséquent, bien supérieurs aux autres appareils de ce genre, car cette substance se moule parfaitement sur les dents, qui se font facilement à son contact, sans subir le moindre agacement. Enfin, cette matière se prête quelque peu aux changements de la bouche, que produit l'accroissement des maxillaires et des dents, et les enfants s'en servent pour manger avec beaucoup de facilité. Or, comme les dents à redresser sont beaucoup plus susceptibles de se déplacer pendant la mastication, les résultats deviennent beaucoup moins difficiles et plus prompts.

L'âge le plus favorable pour redresser les dents est de dix à treize ans, mais le succès n'est pas limité à cette période. Nous obtenons aisément des résultats vers la quinzième année et même à un âge plus avancé.

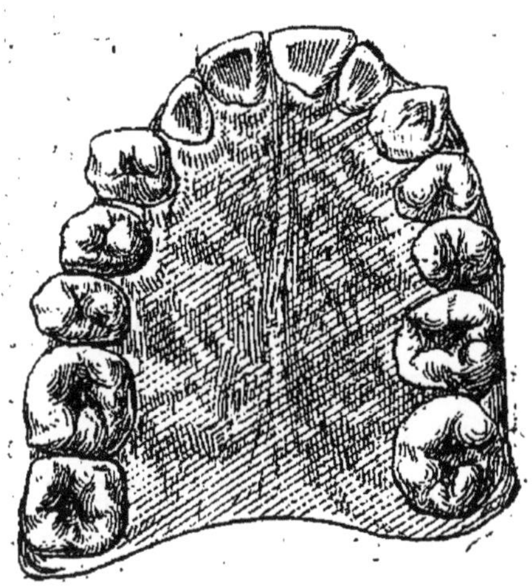

Fig. 19.—Maxillaire supérieur d'une jeune fille de douze ans dont les incisives sont déviées et les molaires du côté gauche rentrées trop en dedans.

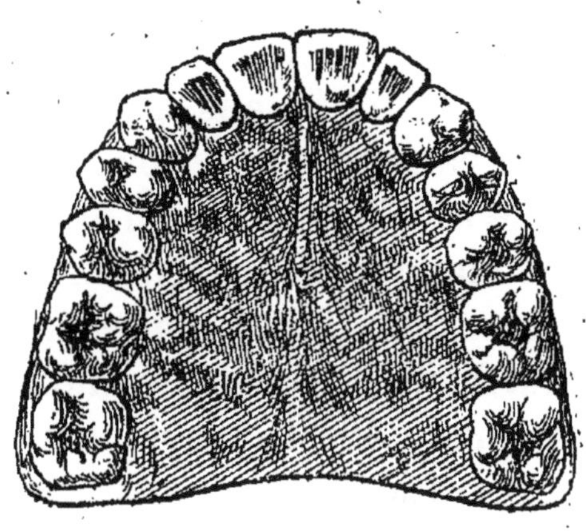

Fig. 20.—La même bouche, les dents régularisées après trois mois de traitement.

CHAPITRE VIII

Cas de troisième dentition.

Nous prenons de notre collection un cas qui est des moins fréquents parmi les anomalies dentaires.

M. C...., 65 ans, porteur depuis dix ans, d'un dentier fait par nous, vint nous trouver un jour pour se plaindre que sa pièce du bas n'appliquait plus aux gencives, et que ce manque d'adhérence le gênait beaucoup pour manger. En examinant minutieusement le bord alvéolaire, il nous fut facile de constater une production osseuse que nous ne pûmes définir exactement ; nous pratiquâmes une petite excavation dans le dentier et aussitôt il fonctionna aussi bien qu'auparavant. Nous priâmes notre client de vouloir bien revenir quelque temps après, pour pouvoir nous rendre compte de quelle nature était la production osseuse que nous avions constatée. Il nous fit le plaisir de venir nous revoir quelques mois plus tard. Il nous fut alors très facile de constater la présence d'une nouvelle dent (une canine inférieure gauche). Nous avons quelquefois questionné notre client pour savoir s'il avait eu dans sa jeunesse toutes ses dents à la mâchoire inférieure ; il nous a toujours répondu qu'il avait eu toutes ses dents aux deux mâchoires.

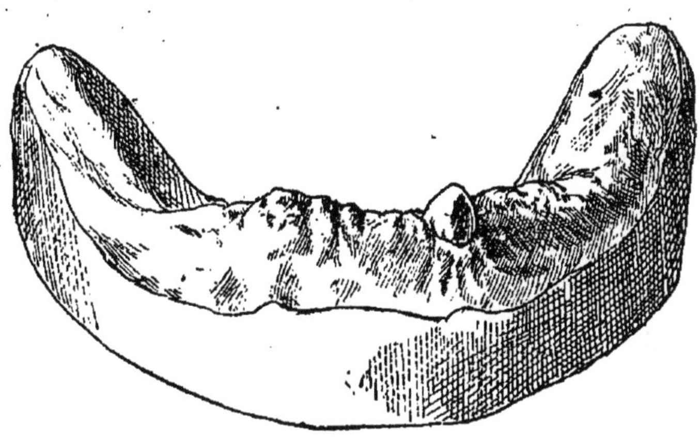

Fig. 21. — Maxillaire inférieur d'un homme de soixante-cinq ans, porteur d'un dentier depuis dix ans ; une nouvelle canine du côté gauche a poussé a l'âge de soixante ans.

Ces cas de troisième dentition d'une ou plusieurs dents sont extrêmement rares à cet âge et surtout à la mâchoire inférieure, ainsi qu'au point de vue de la forme et de la dimension ordinaire des dents normales. Disons toutefois que celle-ci, quoique plus courte que celles qui poussent à l'âge ordinaire, est pourtant bien formée et présente exactement l'aspect d'une canine inférieure, ainsi qu'une très grande solidité. Quelques auteurs ont attribué les cas de troisième dentition à une prédisposition de longévité. Nous désirons pour notre client ainsi que pour ceux qui sont dans le même cas que cette observation soit rigoureusement exacte !

CHAPITRE IX

De la prise des empreintes.

Le bon fonctionnement des pièces dentaires ne peut être obtenu que si elles s'adaptent parfaitement aux muqueuses de la bouche et s'articulant très exactement avec les dents antagonistes. Le point essentiel pour obtenir ce résultat, est d'avoir un modèle rigoureusement exact de la cavité buccale ainsi que les rapports des dents entre elles ; on obtient ces modèles et les articulés par le moulage des empreintes.

Les meilleures matières qui nous servent à prendre les empreintes de la bouche, sont la cire vierge blanche, jaune, ou rose amolie à 40o centigrade, la gutta-percha amolie de la même manière, le plâtre d'albâtre additionné d'un siccatif, et enfin une composition de couleur rose formée des principes résineux, de cire, de gélatine et de gutta-percha.

Ces diverses substances sont également bonnes suivant l'état de la bouche, la sensibilité de la muqueuse, la place et le nombre des dents à remplacer, ou leur absence complète.

Les porte-empreintes en porcelaine ou en métal rigide dont quelques praticiens se servent encore, sont défectueux, car la forme convenable du porte-empreinte est très importante; il est en effet nécessaire qu'un porte-empreinte ait les bords bien arrondis pour ne pas blesser les lèvres, qu'il soit quelque peu malléable pour en modifier la forme si besoin est, afin de prendre les empreintes exactes; cette opération n'a rien de douloureux et se termine en quelques secondes.

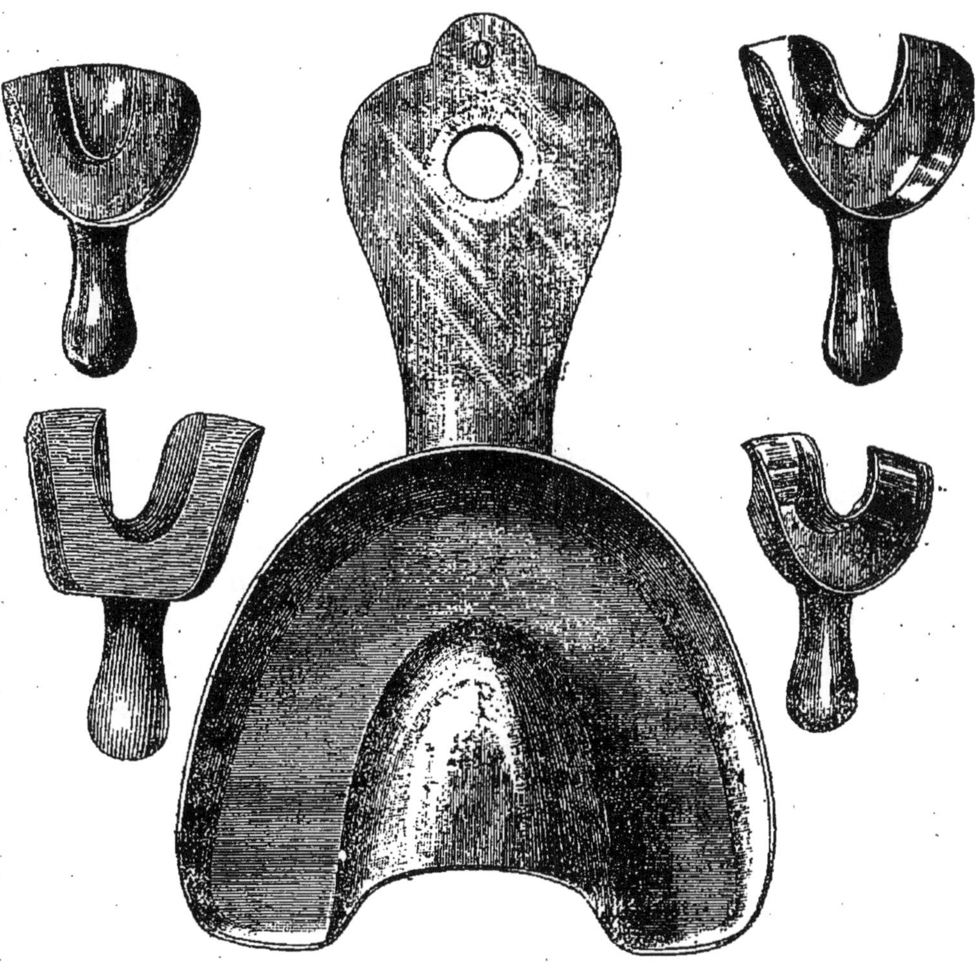

Fig. 22. — Porte-empreintes pour le haut et pour le bas.

CHAPITRE X

Prothèse dentaire. De l'utilité des dents artificielles.

Il n'est personne aujourd'hui dans la société qui n'ait compris l'utilité des dents artificielles, et par conséquent les services qu'elles peuvent rendre à la place des absentes.

Il est évident que, par le rôle qu'elles jouent dans la mastication des aliments, les dents contribuent pour la plus grande part aux bonnes digestions ; aussi observe-t-on la plupart des graves affections gastriques chez les personnes édentées.

L'expression normale qu'elles donnent au visage fait aussi des dents les organes les plus précieux au point de vue de l'harmonie esthétique de la physionomie.

D'autres causes les rendent encore non moins nécessaires. Par exemple, l'articulation des sons de la voix, la prononciation des lettres dentales, etc. Les personnes que leur profession oblige de parler ou de chanter, si la nature les avait privées de leurs dents naturelles, ne pourraient se dispenser de faire usage de dents artificielles !

En effet, comment sourire gracieusement si les dents incisives manquent ou sont gâtées, et ne présentent plus que l'aspect informe de fragments teintés de toutes couleurs très désagréables à la vue ? Comment mâcher suffisamment les aliments pour une bonne digestion, lorsque l'on n'a plus un nombre suffisant de molaires ?

Eh bien, les dents artificielles que nous plaçons font disparaître tous ces désagréments.

Des dents artificielles.

Beaucoup de personnes paraissent croire que les dentistes emploient encore des dents en ivoire ou bien des dents humaines, comme dents artificielles.

C'est là une erreur qu'il convient de ne pas propager, car les dents humaines ou d'ivoire ne sont plus employées depuis les nombreux perfectionnements apportés dans les formes et les nuances des dents minérales, c'est-à-dire depuis environ trente ans.

Les dents que nous employons sont copiées sur tous les différents types des dents humaines comprenant toutes les formes, toutes les dimensions et toutes les nuances des dents naturelles, au point de s'y méprendre lorsqu'elles sont choisies et posées avec art.

Pendant une période de trente années, de 1830 à 1860 environ, les dentistes se servaient d'ivoire d'éléphant, de morse (*cheval marin*) ou d'hippopotame; mais depuis cette époque, ce genre de dents artificielles est complètement tombé en désuétude, il ne s'emploie que très exceptionnellement et pour des cas tout à fait spéciaux.

Nous dirons, du reste, volontiers que les dents artificielles sculptées en ivoire, de n'importe lequel de ces trois mammifères, nous ont toujours parues défectueuses, et cela pour plusieurs raisons dont la principale est que l'ivoire, étant un corps animal, s'altère très rapidement au contact de la salive et à la température de la bouche.

Quoique moins corruptible que l'ivoire d'éléphant ou de morse, si l'on place dans la bouche des dents sculptées en

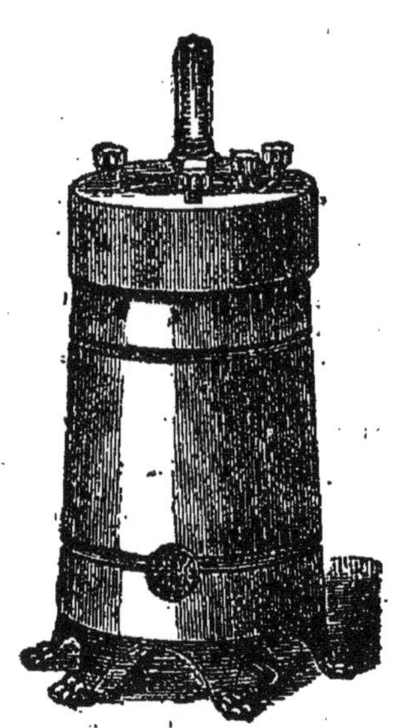

Fig. 23. — Appareil pour les pièces en celluloïde.

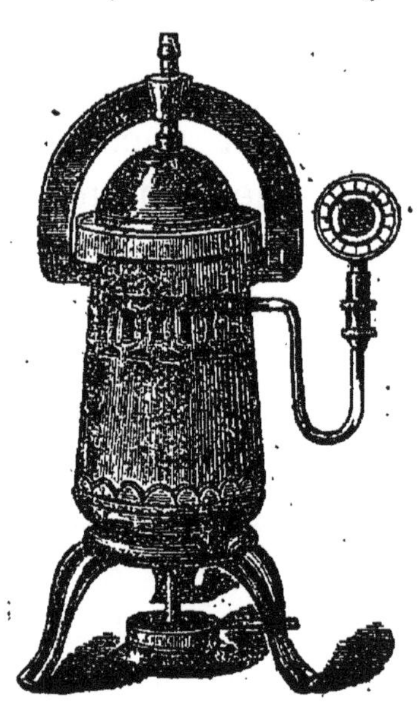

Fig. 24. — Appareil vulcanisateur pour les pièces vulcanoplastiques.

ivoire d'hippopotame, elles sont toujours trop blanches, et il leur manque la transparence de l'émail pour paraître naturelles, et quelques jours après quelles ont été portées, elles sont plus ou moins usées et paraissent encore moins naturelles, car elles sont devenues trop jaunes.

Ainsi que nous l'avons fait pour les obturations, nous allons dire quelques mots des principaux et des meilleurs procédés en usage pour la fabrication des pièces dentaires:

Nous ne citerons donc que la vulcanite, la celluloïde, le platine et l'or.

Nous ferons remarquer qu'il ne faut pas confondre la gutta-percha avec le caoutchouc vulcanique ; bien que ces deux végétaux soient classés dans la même famille, ils n'ont pas les mêmes propriétés, la gutta-percha n'étant pas vulcanisable, elle ne peut donner de bons résultats pour des dentiers définitifs.

Nous commencerons par le genre de pièces le plus répandu, c'est-à-dire les pièces en vulcanite.

Pièces dentaires en vulcanite. (Vulcanoplastie).

C'est en 1854 que furent entrepris les premiers essais pour rendre la vulcanite applicable à la prothèse dentaire ; mais à cette époque, les propriétés de cette matière n'étaient que très peu connues, et on n'avait pas encore trouvé le moyen de la colorer, on l'employait à l'état brut et de couleur noire. — Il va de soi que beaucoup de clients se refusaient à avoir des dents montées sur une matière aussi peu en harmonie avec la couleur des gencives. Malgré qu'on emploie encore ce genre de pièces de couleur ébène ou brune, nous nous servons toujours des meilleures qualités de vulcanite de nuance rose, les plus conformes aux muqueuses de la bouche.

Depuis 1868, cette matière à subie un si grand nombre de modifications et de perfectionnements que nous n'hésitons jamais à conseiller à nos clients les pièces dentaires en vulcanite. Car notre expérience nous a démontré que leurs qualités indiscutables de solidité, leur adhérence à la muqueuse et leur inaltérabilité les mettaient dans la plupart des cas bien au-dessus d'autres procédés en usage dans la prothèse dentaire et que nous avons complètement rejeté à cause des nombreux crochets ou ressorts métalliques qui les fixent aux dents restantes, et empêchent de les retirer facilement pour en prendre les soins nécessaires pour les conserver en bon état.

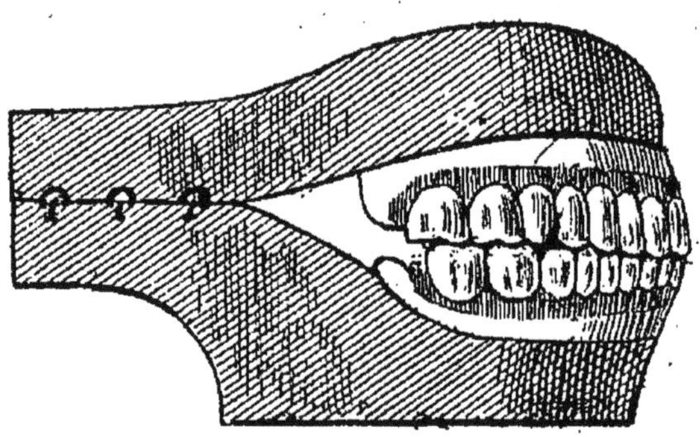

Fig. 25. — Dentier complet monté sur cire, sur son modèle articulé prêt à essayer et destiné à être terminé en vulcanoplastie

Pièces dentaires en celluloïde rose.

Un autre genre de pièces dentaires que nous voyons accepter avec empressement par beaucoup de clients c'est le genre de pièces en celluloïde, ces pièces sont construites d'après le système de la vulcanite, elles en diffèrent cependant par le plus grand soin qu'elles exigent.

Ce genre de pièces dentaires est surtout recommandable à cause de leur extrême légèreté, de leur translucidité, jointe à la couleur exacte à celle du palais.

Nous conseillons ce genre de pièces aux orateurs, aux chanteurs, aux professeurs, enfin aux personnes dont la profession est de parler en public.

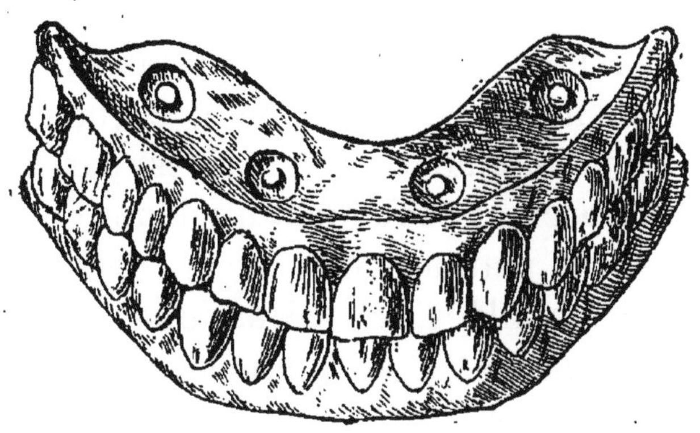

Fig. 26. — Dentier complet, haut et bas, à succion tenant sur le bord alvéolaire, système Breveté supprimant les ressorts et les larges plaques,

Du système de pièce dentaires à base de platine.

Les pièces dentaires à base de platine, quoique moins répandues que celle en vulcanite, sont cependant encore assez souvent employées.

Le platine, comme chacun sait, est un métal pur, difficilement fusible et inoxydable. De couleur blanc gris, on le rend assez malléable pour lui faire prendre au moyen d'estampes toutes les formes de la bouche. Comme métal précieux, il vient directement après l'or.

Mais, malgré ses qualités et sa valeur intrinsèque, le platine est, à volume égal, d'un poids bien plus considérable que les autres matières employées dans l'art dentaire.

C'est pour cette raison que les grandes pièces ne devraient pas être fabriquées en platine dont le poids produit un tel enfoncement sur les gencives, qu'il les affaisse, les coupe, et parfois même les ulcère. Ces accidents enflamment la muqueuse buccale qui devient extrêmement douloureuse et rend ces pièces insupportables.

Ce système ne devrait être employé que pour des pièces partielles (nous entendons par pièces partielles de petits appareils supportant seulement quelques dents).

Les pièces en platine sont encore plus pesantes lorsqu'elles sont émaillées, en céramique, car pour les soumettre à l'émaillage il est indispensable d'employer des plaques assez épaisses. De plus l'émail qu'on y fait cuire et vitrifier dessus, pour obtenir la couleur des muqueuses de la bouche, comporte aussi une certaine épaisseur qui en augmente encore considérablement le poids. De ces deux grands défauts il en découle un autre ; c'est la friabilité de cet émail qui est extrêmement cassant.

Pièces dentaires sur or.

Ainsi que pour l'obturation des dents nous sommes également persuadés que l'or convient admirablement dans un grand nombre de cas pour les pièces dentaires. Ce métal possède les principales qualités nécessaires pour être employé de toutes façons dans les cas divers, et multiples, qui se présentent dans la pratique.

Malgré que son emploi exige beaucoup plus de soins, et beaucoup plus de savoir en prothèse dentaire nous n'hésitons cependant pas à appliquer ce procédé soit simple ou combiné à la vulcanite, toutes les fois qu'il est favorable, pour certaines pièces compliquées, et nous obtenons des résultats parfaits comme solidité et adhérence ces résultats sont dus à la pression atmosphérique, produite par la base vulcanite sans crochets qui adhère exactement à la muqueuse palatine.

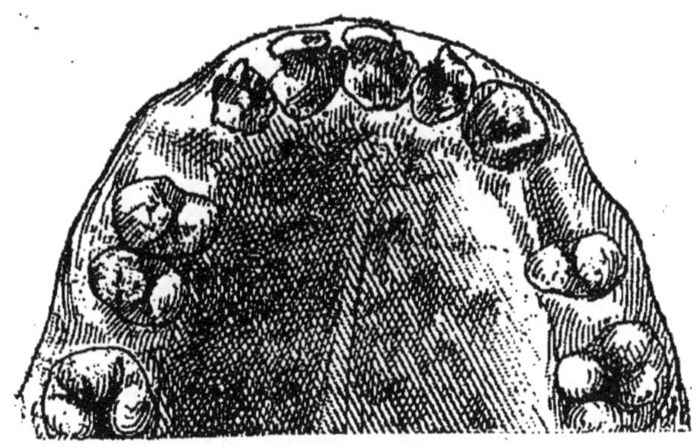

Fig. 27. — Modèle supérieur dont les dents antérieures sont rongées par la carie.

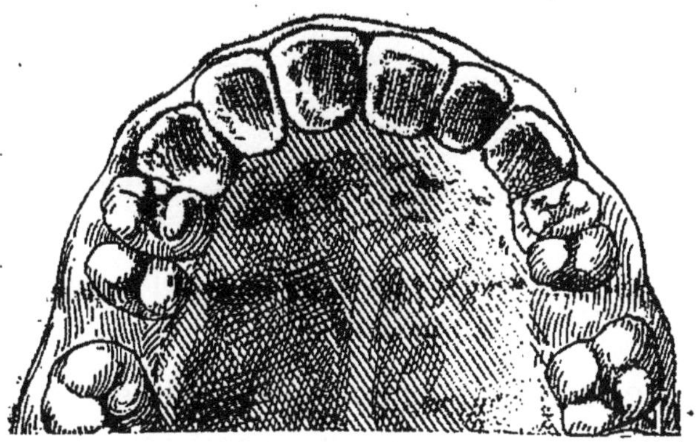

Fig. 28. — Même bouche les racines conservées et les dents remises sans faux palais.

CHAPITRE XI

Des dents sans plaque. — Greffe dentaire.

Pour les personnes peu renseignées, l'expression « dents sans plaque » signifie tout simplements dents isolées, posées dans la bouche sans aucun artifice. Ce qui n'est

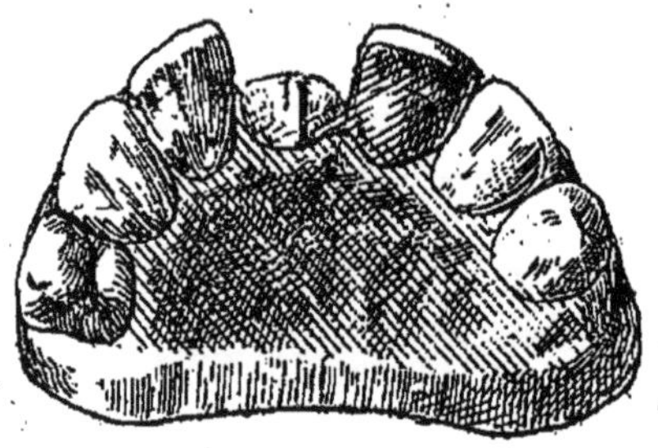

Fig. 29. — Modèle supérieur; manquent les deux incisives centrales ; l'incisive gauche fixée.

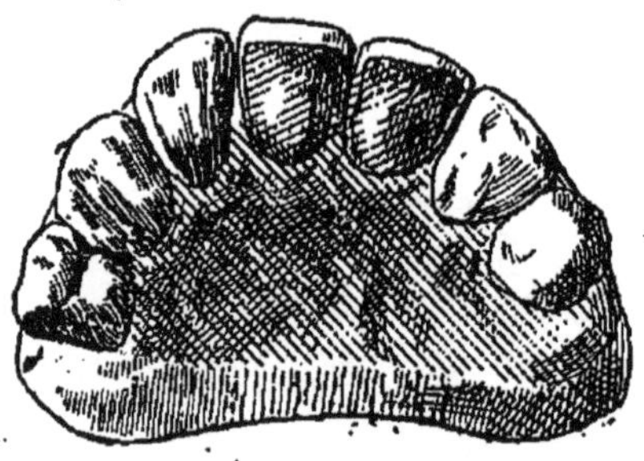

Fig. 30. — La même bouche avec les deux nouvelles dents assujetties sans plaque et fixes.

qu'un mythe, car ce procédé de mettre des dents sans aucune monture n'existe pas et serait complètement impossible, à moins de perforer la mâchoire.

Il ne pourrait se pratiquer que par transplantation, c'est-à-dire en extrayant une dent à un individu pour la replanter à un autre, à qui l'on vient d'extraire la pareille, trop mauvaise pour être supportée.

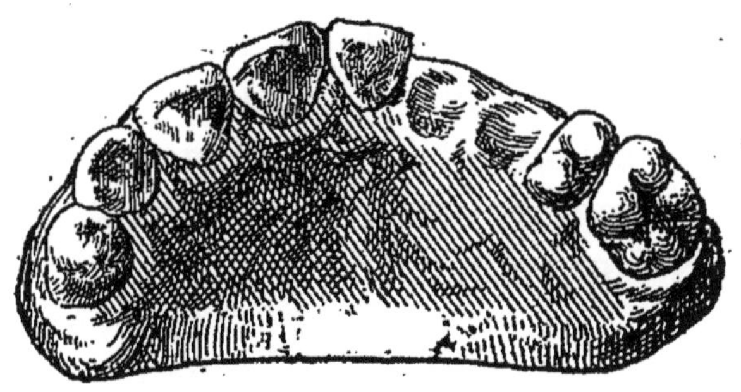

Fig. 31. — Modèle supérieur; manquent la canine et la première petite molaire du côté gauche.

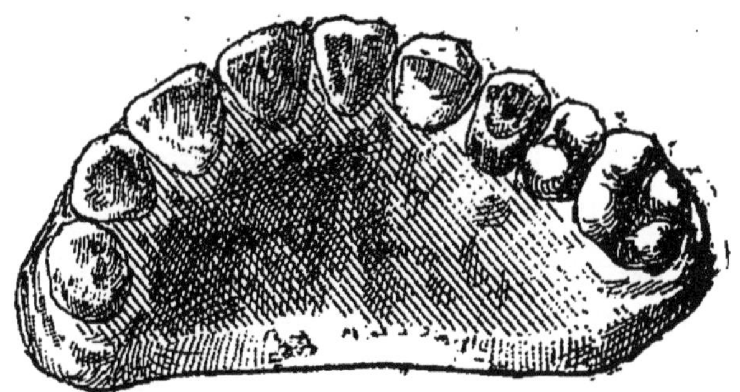

Fig. 32. — La même bouche avec les deux nouvelles dents assujetties sans plaque et fixes.

Ce procédé de pose de dents artificielles sur lequel on a beaucoup écrit, sinon parlé, depuis quelque temps n'a été imaginé que dans le but d'en propager le nom *Greffe dentaire* et le faire adopter comme invention nouvelle. Ce procédé de poser des dents consiste à utiliser les racines des dents absentes, dans lesquelles nous pratiquons des obturations, de telle manière qu'elles puissent retenir solidement les nouvelles dents sans crochets ni plaque et fixe.

Nous disons ce procédé et nous devrions dire ces procédés ; car, suivant l'état de la bouche, il s'agit de combiner un genre nouveau ; c'est alors que le praticien doit employer son savoir et son habileté pour surmonter la difficulté en compliquant ou en modifiant le système pour obtenir le résultat voulu.

Greffe prothésique.

Lorsque les racines ne présentent pas la solidité suffisante et que les dents voisines de celles à remplacer se trouvent cariées (ce qui est très fréquent), nous traitons ces dernières comme s'il s'agissait de les plomber ou de les aurifier par les procédés employés en pareil cas, en y ménageant au centre un petit vide triangulaire dans lequel est fixée une petite bande de platine ou d'or, de même forme, aboutissant à la dent voisine sans toucher à la gencive; sur cette bande sont assujetties là où les dents qui touchent exactement sur la gencive par leur collet. (Voir fig. 31 et 32).

Les dents placées par ce procédé offrent la solidité nécessaire pour manger; elles ne tiennent pas plus de place que les dents naturelles et se nettoient avec la même facilité, sans qu'il soit nécessaire de les retirer.

CHAPITRE XII

Obturateurs de la voûte palatine

Les cordes vocales, le larynx, le voile mobile et la voûte osseuse du palais, sont les principaux organes de la phonation et de l'articulation de la voix.

L'élévation ou l'étroitesse accentuée de la voûte palatine ainsi que la disposition plus ou moins normale des organes bucc-aux-pharyngiens, peuvent vicier la prononciation et le timbre de la voix.

Si des petites anomalies peuvent modifier la prononciation on voit combien ce défaut peut être considérable lorsqu'il existe une cavité dans le palais, communiquant avec les cornets du nez, et combien près d'être aphones sont les personnes ayant une fissure à la voûte osseuse ou divisant le voile du palais.

Car la moindre solution de continuité des muscles ou des os maxilaires rend la prononciatioa très difficile et nasale. Lorsque les fissures palatines sont congénitales, la réunion s'obtient pendant le jeune âge au moyen d'une opération chirurgicale.

Les perforations palatines sont bien souvent accidentelles ou occasionnées par des maladies dont les effets se portent sur la muqueuse buccale, et parfois sur l'os maxillaire supérieur, dans ces cas de perforations acquises à l'âge adulte c'est à l'art dentaire à réparer l'organe affecté pour améliorer le timbre de la voix, rendre la parole normale, ainsi que pour, empêcher l'ingestion des liquides dans les cavités nasales et le larynx ;

Cette partie de la prothèse n'est pas la moins compli-

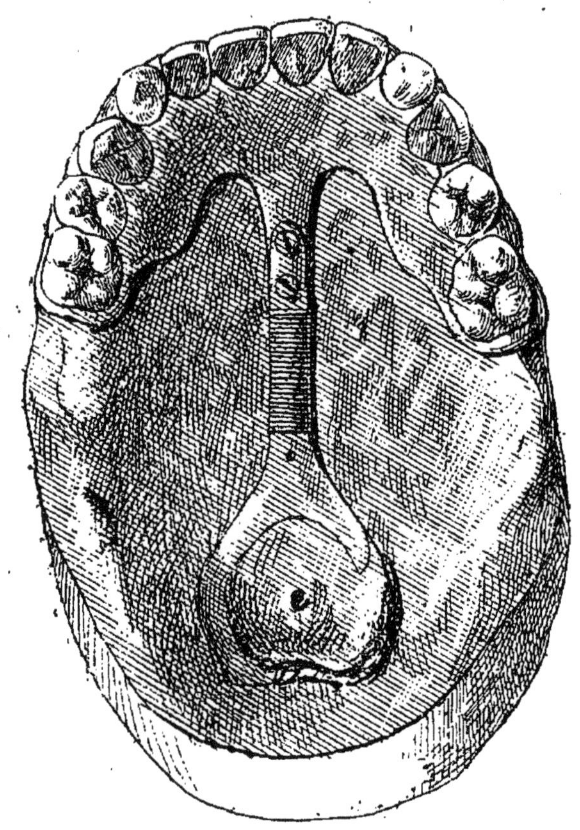

Fig. 33. — **Modèle supérieur.** Division de la voûte et du voile du palais. Quatre dents absentes.

quée de l'art du dentiste car les appareils de ce genre exigent un soin tout particulier ainsi que des combinaisons toutes spéciales pour chaque cas qui se présente, pour les construire en rapport avec les fonctions anatomiques et physiologiques de la bouche.

Les deux figures ci-desssus représentent la mâchoire supérieure d'un sujet de 30 ans avec une fissure du voile du palais ainsi que l'absence de quelques dents et la pièce dentaire remplaçant les dents. A la pièce est adapté un de nos systèmes d'appareils des plus simplifiés, obturant exactement la cavité, tout en suivant les mouvements du voile du palais, et des piliers antérieurs du pharynx.

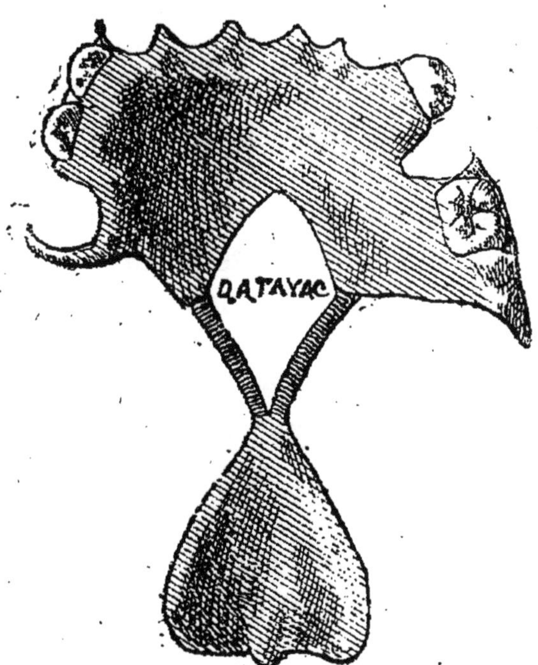

Fig. 34. — Pièce dentaire supportant les quatre dents à remplacer ainsi que l'obturateur. — Obturateur Tayac à deux branches plates, élastiques, suivant les mouvements du voile du palais.

CHAPITRE XIII

Notice sur l'hygène dentaire.

Nous pourrions écrire de longues pages si nous voulions relater les causes diverses qui contribuent à altérer les dents autant qu'à en ternir l'émail, et si nous nous plaçons seulement au point de vue hygiénique, nous serons sur un champ assez vaste pour nous apercevoir que ce mépris de l'hygiène de la bouche est pour beaucoup dans le mauvais état de notre dentition.

La négligence dont quelques personnes font preuve pour les soins journaliers de la bouche et des dents provient parfois de ce qu'elles n'attribuent l'importance qu'il convient à ces organes.

Les femmes, surtout pendant la gestation, voient généralement une ou plusieurs dents se gâter, tandis que d'autres deviennent tout à coup chancelantes, et les gensives rouges, tuméfiées et sensibles. Il est donc de toute nécessité de ne pas abandonner les lois de l'hygiène pour maintenir la bouche en bon état durant toute cette période, pendant laquelle il vaut mieux éviter les opérarations dentaires importantes.

Lorsque, à cause de leur sensibilité, les dents ne servent pas assez pour broyer énergiquement les aliments, il est tout à fait indispensable de prendre les précautions que réclame l'hygiène de la bouche, pour suppléer à l'insuffisance des fonctions dentaires par un entretien convenable et par l'usage de dentifrices antiseptiques propres à la débarrasser des bactéries qui ne tardent pas à l'envahir et à y apporter les germes de diverses maladies.

En résumé, les affections de la bouche sont assez nombreuses pour que l'on se tienne en garde contre elles et contre leurs effets par les soins hygiéniques destinés à les prévenir.

Rien n'est plus agréable à la vue que le sourire laissant entrevoir une bouche saine garnie de dents bien entretenues et bien rangées.

Or, ces deux choses essentielles, tout le monde peut les posséder, en s'entourant seulement des soins les plus élémentaires que réclame l'hygiène de la bouche.

Les anciens de la Grèce et de Rome, ainsi que les poètes les plus célèbres de l'antiquité, ont été unanimes pour louer la beauté et le parfait arrangement des dents.

Ovide, l'un des plus illustres poètes latins, s'écriait un jour en s'adressant à une jeune et élégante Romaine de son entourage : « Je devine les soins que vous prenez de votre agréable personne en apercevant l'incarnat rosé de vos lèvres, de vos gencives, ainsi qu'à la brillante blancheur des deux rangées de perles qui illuminent votre joli visage. »

Dentifrices pour la toilette de la bouche.

Elixir

Pour les soins journaliers de la bouche, nous avons composé un élixir dentifrice des plus agréables au goût, possédant une parfaite inocuité, ainsi que des qualités toniques, ayant une action bienfaisante sur les gencives et sur les dents. Ce but a été atteint par la macération de diverses plantes médecinales aromatiques qui font la base de notre élixir. Car nous n'avons pas négligé de faire

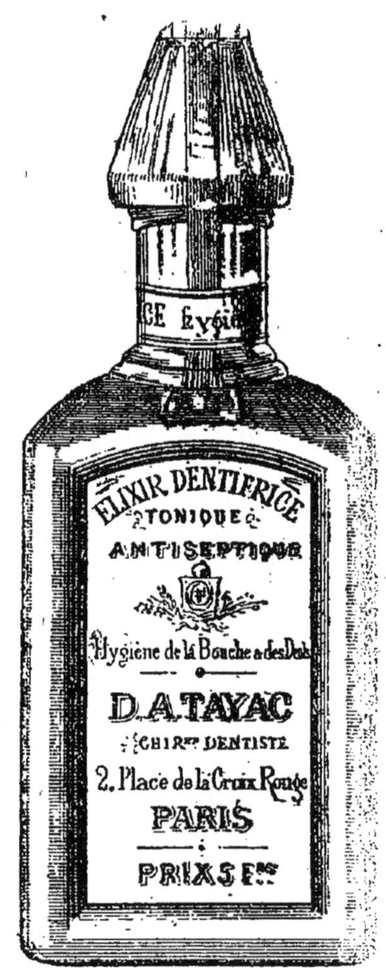

Fig. 35.

entrer dans sa composition les quantités nécessaires et désirables de produits antiseptiques qui font de notre élixir un dentifrice destiné à produire un double effet. C'est du reste ce qu'a compris le jury international de l'Exposition universelle de 1889, car, malgré que ce soit la première fois que nous ayons soumis nos produits à l'appréciation compétente d'un jury d'exposition, une récompense honorifique nous a eté accordée, et a prouvé, par cela même, que nos dentifrices avaient été distingués parmi un très grand nombre d'autres produits similaires exposés par de nombreux concurrents.

Notre élixir se recommande d'abord par son action tonifiante sùr les gencives, il sert également à combattre la fadeur de la bouche et la fétidité de l'haleine.

Cet élixir est calmant dans certains cas de carie, il suffit alors d'en imbiber une petite boulette de coton et de l'introduire dans la dent gâtée et le renouveler tous les jours en attendant de consulter un dentiste.

Mode d'emploi :

Une cuillérée à café suffit pour un quart de verre d'eau, tiède ou froide, suivant que l'état des dents peut la supporter, pour se rincer la bouche *matin et soir*. le matin tout au moins.

LA PRÉCIEUSE

pâte dentaire absorbante antiseptique pour blanchir et conserver les dents en bon état (*Déposée*).

Pour nettoyer les dents et conserver le brillant de leur émail, nous avons également composé un dentifrice à consistance de pâte, colorée rose tendre, très agréable à la vue, à l'odorat et au goût.

Pour désigner notre pâte dentaire suivant ces qualités principales, nous l'avons dénommée *La précieuse*. C'est sous ce nom que nous en avons déposé un spécimen au tribunal de commerce pour être garantie par les lois, contre toutes contre-façons.

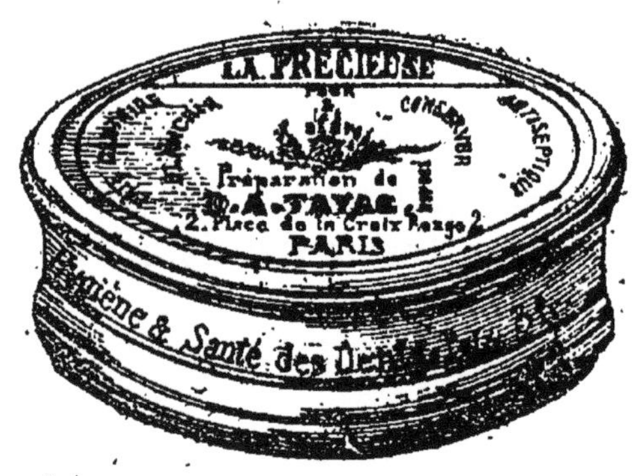

Fig. 36.

En plus du parfait état des dents, que l'on obtient par l'usage de notre *pâte dentaire*, et la saveur de saine fraîcheur qu'elle conserve à la bouche, elle ranime également les vaisseaux capillaires des gencives qu'elle nuance agréablement en rose.

Notre nouvelle préparation dentaire est antiseptique par les divers principes antifermentescibles qu'elle contient. Elle est aussi absorbante par les poudres balsamiques médicinales porphyrisées qui la composent et qui ont la propriété d'enleve l'enduit qui se dépose sur l'émail des dents par la salive et les émanations de l'estomac.

Son mode d'emploi est plus simple et plus pratique que celui des poudres, ce produit est maintenu en pâte par une quantité suffisante de glicérine purifiée, qui l'empêche de rancir, comme le font certaines pâtes ou opiats à base de miel, elle ne risque pas de se répandre et se conserve intacte pendant très longtemps à toutes les températures.

Mode d'emploi :

Notre pâte dentaire s'emploie à l'aide d'une brosse à dents, trempée dans de l'eau additionnée de quelques gouttes d'un bon *élixir dentifrice*. Et à défaut d'élixir d'une pincée de *chlorate de potasse*, ou de *sel marin*, ou bien de quelques gouttes *d'eau-de-vie*, ou *de cologne*.

Après quoi on frotte légèrement la pâte avec la brosse par un ou deux mouvements circulaires pour en faire adherer une petite quantité après les soies. Puis on se brosse les dents sur toutes les faces, en imprimant à la brosse des mouvements différents et surtout ascendants et descendants, de manière que les crins puissent pénétrer entre les dents.

CHAPITRE XIV

Du nettoyage des dents.

Il est très imprudent de se frotter les dents avec une petite éponge mouillée ou un coin de linge trempé dans une poudre quelconque ; car, de cette façon, on refoule dans leurs interstices et la poudre et le dépôt limoneux dont le dessus des dents était enduit ; la surface de l'émail s'use aussi très rapidement par ces frottements répétés avec des poudres souvent trop dures ; alors les dents ne tardent pas à devenir jaunes et à se carier au collet.

Si l'on veut éviter la carie, qui se loge plus particulièrement entre les dents antérieures, ce qui est généralement la conséquence d'un entretient insuffissant, il faut qu'elles soient aussi bien nettoyées sur leurs faces latérales que labiales, c'est-à-dire dans leur intervalle, comme sur les faces extérieures, et à l'aide d'une brosse d'un modèle convenable, dont la flexibilité des crins puisse convenir à l'état des gencives et des dents, et de s'en servir de la manière que nous venons d'indiquer, car vue la forme et la disposition des dents, ce procédé nous paraît le meilleur pour obtenir un résultat parfait, aussi bien pour prévenir la carie que l'agglomération du tartre.

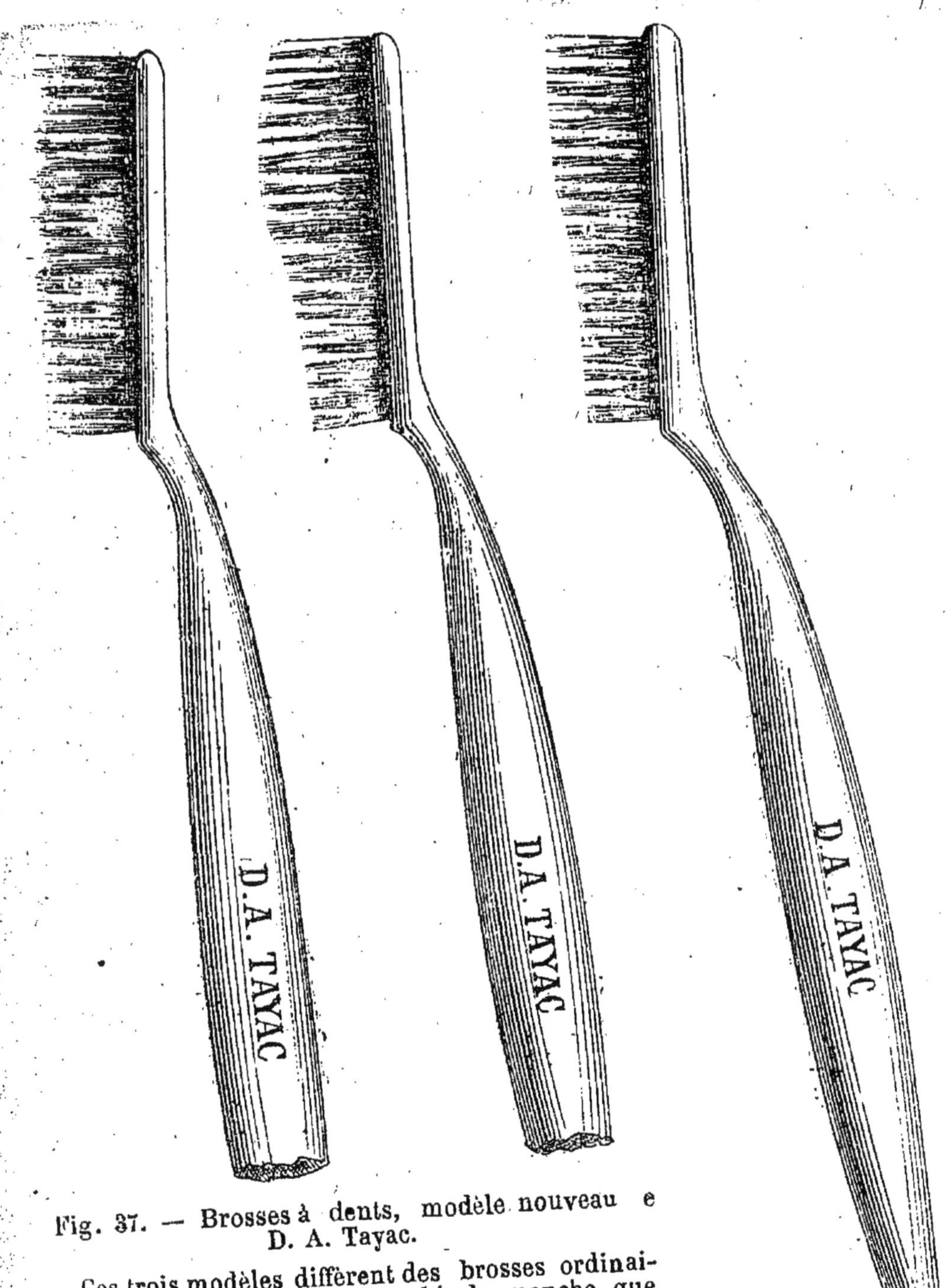

Fig. 37. — Brosses à dents, modèle nouveau e D. A. Tayac.

Ces trois modèles diffèrent des brosses ordinaires autant par la forme coudée du manche que par la disposition des soies ; leur rigidité correspond aux numéros 1, dure, 2, moyenne, 3, douce.

Des brosses à dents.

Pour qu'une brosse à dents réunisse les qualités nécessaires, il faut qu'elle soit d'un modèle commode, que les crins soient un peu espacés, inégaux en longueur, et de forme un peu convexe, qu'elle soit aussi petite que possible. (Les brosses à dents vendues dans le commerce sont généralement beaucoup trop volumineuses et les soies trop serrées et trop égales, et celles en caoutchouc d'un effet trop médiocre.)

Plus une brosse est petite, plus il est facile de la faire manœuvrer dans la bouche et d'atteindre aussi les dernières dents. Car il est impossible de faire agir une brosse à dents convenablement et utilement, si elle n'est pas relativement très petite, si le manche ne possède pas une courbe commode, et si les crins ne sont pas un peu espacés et inégaux pour pouvoir pénétrer entre les dents.

Le modèle de brosses ci-dessous que nous avons créés récemment nous paraît combler ces désidérata.

Contrairement à l'avis de certaines personnes, nous dirons volontiers que les cure-dents nous paraissent d'une utilité incontestable ; pour débarrasser l'interstice des dents des fibres de viande ou autres qui ne pourraient sans ce moyen en être retirées, et qui ne manqueraient de s'y putréfier et d'y provoquer la carie.

Malheureusement, ce n'est que lorsque leurs dents sont gâtées que certaines personnes en font usage afin d'en retirer les aliments qui gênent et rendent les dents douloureuses.

Cette habitude de ne se servir de cure-dents que lorsqu'on y est en quelque sorte obligé, fait supposer aux personnes qui ont de bonnes dents que ce moyen leur est complétement inutile, attendu qu'elles n'ont pas de dents gâtées, tandis qu'il serait nécessaire d'en faire usage après chaque repas, pour empêcher qu'elles se gâtent.

Les meilleurs cure-dents sont sans contredit les plus flexibles, faits soit en tubes de plumes d'oie, soit en bois que l'on taille suivant que les dents sont plus ou moins serrées entre elles.

TABLE DES MATIÈRES

PREMIÈRE PARTIE

DEUXIÈME PARTIE

Paris. — Impr. A. Reiff, 3, rue du Four.

DE LA

PROTHÈSE DENTAIRE

PAR

D. A. TAYAC, DENTISTE

2, Carrefour de la Croix Rouge, 2

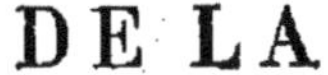

DEUXIÈME PARTIE

19 Figures dans le texte

SOMMAIRE

1 fr.

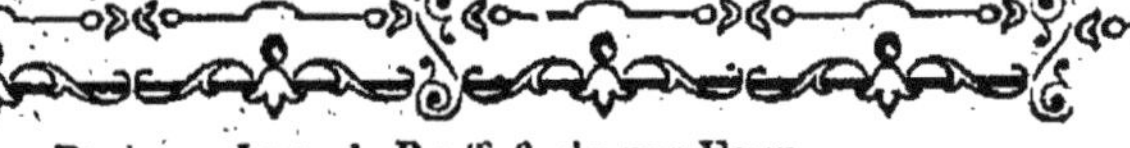

Paris. — Imp. A. Reiff, 3, du rue Four.

www.ingramcontent.com/pod-product-compliance
Ingram Content Group UK Ltd.
Pitfield, Milton Keynes, MK11 3LW, UK
UKHW020326220726
13923UKWH00003B/1403

9 782019 650667